L'ipocondria, la paura della malattia

Come può finalmente comprendere la paura della malattia e liberarsi da essa passo dopo passo

inclusi i migliori esercizi per un immediato auto-aiuto

Maike Ahlers

Contenuto

Cosa può aspettarsi da questo libro

L'ansia è un problema molto serio e soprattutto la paura della malattia è un vero e proprio calvario per molte persone.

La paura, tuttavia, è anche un sentimento che ogni essere umano porta dentro di sé, che è vitale o essenziale per la sopravvivenza ed è più forte o più debole in ogni persona a seconda della sua personalità. La paura guida, ispira, mobilita le proprie forze, porta al successo, ma può anche far ammalare, tanto da rendere la vita un inferno.

L'ipocondria - come viene chiamata nello specifico la paura della malattia - è un fenomeno di paure completamente esagerate che possono spingere chi ne soffre ai propri limiti. Tuttavia, anche se alcuni non ci credono, chi ne soffre non è un malato.

Nella mia guida troverà un'interessante panoramica sul tema dell'ansia con tutti i sintomi che la accompagnano, consigli per migliorare i sintomi e suggerimenti specifici da mettere in pratica immediatamente - naturalmente adatti alla vita di tutti i giorni, promesso!

Gli studi le daranno anche una visione del problema dell'ansia in Germania.

Conoscerà una giovane donna che aveva una paura panica della malattia e lottava ogni giorno con la sua paura, per poi renderla sopportabile con l'aiuto di metodi efficaci. Fortunatamente, con il tempo ha imparato a convivere meglio con la sua paura. Oggi, grazie all'aiuto professionale e alla sua volontà, è una donna felice.

Può farlo anche lei, e naturalmente altrettanto bene se è un uomo (o diverso)!

Paura in generale

COMPRENDERE LA PAURA

Serpenti, ragni, l'isolamento in ascensore o in aereo, in un tubo, in altezza, la malattia, la solitudine, persino il burro di arachidi o i bottoni: tutte o quasi tutte le persone hanno paura di qualcosa.

La paura è un sentimento del tutto normale e non patologico - in realtà.

Ogni persona porta più o meno dentro di sé questa sensazione. Se le piccole paure quotidiane si trasformano in una paura patologica che richiede un trattamento, dipende molto dalla personalità. Ci sono persone che hanno meno paura, mentre altre urlano e si spaventano di fronte a piccole cose. Altri ancora non possono uscire di casa e non sono più socialmente accettabili. Queste persone hanno bisogno di un aiuto professionale. In realtà, la loro vita potrebbe anche essere felice e relativamente libera dalla paura. Ma coloro che hanno paure pronunciate non vedono più la loro felicità. Non possono vivere la vita in modo spensierato e non possono godere della loro esistenza. La paura diventa un calvario.

Se ci si sveglia già con il cuore che batte forte e inzuppato di sudore e non si ha più il coraggio di andare al lavoro perché si teme di non riuscire a guardare i colleghi negli occhi, di non riuscire a parlare con loro, di non osare dire nemmeno una parola in cambio e di rendere la giornata un tormento, allora la paura è patologica - in questo caso sta emergendo una fobia sociale - e si dovrebbe avere un colloquio di fiducia con un medico.

Ma molte delle persone colpite non vanno dal medico, o perché non sanno di essere malate o perché si vergognano. Inoltre, non vogliono essere etichettati come malati mentali. Alcuni dubitano che le loro paure rientrino nei limiti della normalità o che abbiano bisogno di un aiuto serio e debbano essere trattate.

Se l'ansia le sta rendendo la vita difficile, si assicuri di continuare a leggere e/o di fissare in anticipo un appuntamento di consultazione con un medico/psichiatra, perché prima si fa aiutare, meglio è.

Alcune persone sono completamente consumate dalla paura, sono insicure e si privano della loro preziosa energia vitale. Altri attraversano la vita con il sorriso, pieni di fiducia in se stessi, raggianti di felicità e soddisfazione, non comprendendo minimamente le preoccupazioni degli ansiosi.

Cari lettori, vi state chiedendo perché è così?

Tutti hanno avuto un'infanzia più o meno formativa. Ma un'infanzia negativa non dice nulla su quanto una persona sia effettivamente ansiosa. Molte circostanze contribuiscono, ad esempio l'ambiente e le proprie condizioni di vita (se vivo in un grattacielo con ascensore e soffro della cosiddetta claustrofobia, ogni giorno può diventare un peso se vedo solo l'ascensore, ma può anche aiutarmi a superare la mia paura).

Senza la paura, i nostri antenati non sarebbero sopravvissuti. La paura ci mette in guardia e ci rende attenti allo stesso tempo. Ha garantito l'esistenza dei nostri antenati, la loro sopravvivenza. La tigre dai denti a sciabola era una minaccia reale, proprio come i gatti predatori, i lupi, i ragni velenosi e i serpenti.

Se le persone hanno paura dei serpenti, non è una questione immaginaria, ma evolutiva. I serpenti avevano e hanno tuttora un veleno che può essere letale per noi umani. Queste paure e fobie primordiali degli esseri umani risalgono a tempi in cui era necessario per la sopravvivenza proteggersi da questo pericolo reale. Se a quel tempo le persone non avessero avuto paura degli animali pericolosi, non sarebbero sopravvissute. Quindi coloro che non avevano paura delle forze naturali o degli animali pericolosi sono morti. La paura salvava la vita e si è radicata nelle persone nel corso delle generazioni. In questo modo, le paure venivano trasmesse ed ereditate dalla generazione successiva. Chi oggi soffre di paura dei gatti può essere certo che alla base c'è la paura primordiale della tigre dai denti a sciabola.

Tuttavia, la paura non ha solo un background evolutivo, ma anche una funzione protettiva. Un neurologo portoghese-americano, ad esempio, ha descritto una paziente che sembrava non provare più alcuna paura a causa di una calcificazione in profondità nel suo cervello. Il suo centro della paura era praticamente spento in modo cronico, per cui appariva sempre allegra e accomodante. Si lasciava abbracciare dagli estranei e chiacchierava con tutti. Questa mancanza di paura non ha solo vantaggi, ma può essere rapidamente sfruttata e diventare un problema.

In una situazione di pericolo, il nostro corpo è

preparato per una possibile lotta o fuga, quindi la reazione del corpo alla paura è un processo normale. Quando il cuore corre per la paura e la tensione, il flusso sanguigno verso i muscoli aumenta e la respirazione accelera, in modo che il livello di ossigeno nel sangue aumenti.

Tuttavia, se la tensione (ad esempio, l'irrigidimento delle mani) e la respirazione rapida persistono per un periodo di tempo più lungo, l'organismo non riesce a distinguere se c'è effettivamente un pericolo o meno, e si sviluppa una reazione in cui si scarica - il risultato è un attacco di panico.

Anche i geni svolgono un ruolo importante nell'ansia e sono significativi per il suo sviluppo. L'ereditarietà dei geni ansiosi è stimata intorno al 30-40%. I disturbi d'ansia sono stati osservati più frequentemente contemporaneamente nei gemelli identici che nei gemelli fraterni. Se un membro della famiglia ha un disturbo d'ansia, è più probabile che anche i figli e le generazioni successive soffrano di un disturbo d'ansia, rispetto alle famiglie psicologicamente non affette.

Alcuni pazienti con disturbi di panico hanno un gene mutato e quindi alterato nella sua attività. Gli scienziati hanno scoperto che questa alterazione genetica può scatenare sentimenti di paura incontrollati. Anche i topi portatori di questo gene si comportano in modo estremamente ansioso.

Se si riconosce e sa di essere una di quelle persone sempre ansiose, costantemente preoccupate e sensibili, può anche essere un po' felice (anche se non è molto confortante), perché queste sono le persone che non sono le più noiose. Hanno cose emozionanti da raccontare e più immaginazione. Anche personaggi famosi hanno sofferto di disturbi d'ansia, come Goethe, Brecht, Vivaldi e persino Freud, il fondatore della psicoanalisi.

Una forma di disturbo d'ansia è il disturbo di panico, che colpisce circa il quattro per cento delle persone nel mondo nel corso della loro vita. Gli attacchi di panico si verificano all'improvviso e senza motivo apparente. Sono caratterizzati da battito cardiaco accelerato, respiro corto, soffocamento o mancanza di respiro. I pazienti sono madidi di sudore e tremano in tutto il corpo o hanno la sensazione di stare per svenire.

In linea di massima, però, non esiste un solo fattore scatenante. Gli scienziati ritengono che queste paure spesso derivino da traumi subiti nella prima infanzia. La perdita di un genitore, le esperienze di violenza, gli abusi sessuali, l'abbandono o i genitori che hanno abusato di alcol possono favorire lo sviluppo di disturbi da panico o lo sviluppo di malattie mentali in generale.

Tuttavia, la paura dovrebbe essere vista anche come un'opportunità, la possibilità di trasformare la situazione attualmente precaria in una vita più soddisfacente e più felice.

La paura in particolare

In Germania, quasi 10 milioni (!) di persone sono affette da un disturbo d'ansia, e le donne sono diagnosticate molto più frequentemente degli uomini.

QUALI SONO LE PAURE?

Un tipo di disturbo d'ansia è la fobia, un altro tipo è il disturbo di panico.

Il disturbo di panico, a differenza della fobia, non si riferisce a un oggetto o a una situazione concreta. Le persone che soffrono di fobie hanno una paura estremamente esagerata di oggetti o situazioni che in realtà sono innocui per loro. Ciò significa che la paura è in realtà infondata. Tuttavia, la paura delle persone che ne sono affette è irragionevolmente grande e vogliono evitare a tutti i costi questa situazione, che è estremamente stressante per loro.

Ci sono molte fobie di cui le persone possono soffrire e di cui probabilmente non aveva la minima idea prima, come l'alektorofobia - la paura dei polli - o la koumpounofobia - la paura dei bottoni. C'è anche la paura dei buchi - la tetrafobia. Sembra piuttosto inverosimile e probabilmente non è qualcosa per cui molte persone si recano in clinica per farsi curare.

Le seguenti paure sono molto comuni tra i tedeschi:

- Disturbi da panico
- Disturbo d'ansia generalizzato
- fobia sociale
- Agorafobia
- fobie specifiche

Disturbi da panico

Il disturbo di panico è definito come attacchi di panico ripetuti che causano sintomi fisici molto forti nella persona colpita. Una sensazione di ansia estremamente forte si verifica all'improvviso. I sintomi che si manifestano includono battito cardiaco accelerato, forti vertigini, respiro corto, sensazione di svenimento, dolore al petto o aumento della sudorazione. Molti sintomi possono manifestarsi contemporaneamente. Le persone sentono che il loro cuore batte fino al collo e che sembra che stia incespicando, il che a sua volta fa sorgere il timore che stiano per avere un attacco cardiaco. Nel petto, si sente una stretta o una pressione, o peggio: un dolore lancinante. La gola si sente costretta, hanno un nodo alla gola e la sensazione di mancanza di respiro a causa di una respirazione più veloce. I pazienti in preda al panico si sentono come se non potessero respirare e iperventilano (respirano in modo eccessivamente veloce e di più). Il corpo viene messo in subbuglio, tanto che molte persone che ne soffrono hanno paura di impazzire o addirittura di morire in questi momenti.

Un attacco di panico di questo tipo di solito dura circa 20-30 minuti, con un picco dopo circa 10 minuti. Raramente, le persone riferiscono che l'attacco dura più di un'ora. Per alcune persone, un singolo attacco di panico è sufficiente per superare il limite, ma gli attacchi ripetuti sono più comuni. Possono verificarsi più volte al giorno. Di conseguenza, le persone colpite sviluppano una grande paura degli attacchi, che porta alla cosiddetta "paura della paura" e finisce in un circolo vizioso.

Da cinquanta a cento milioni di persone in tutto il mondo soffrono probabilmente di attacchi di panico. Il termine deriva dalla mitologia greca, dove c'era il dio Pan, metà uomo e metà capra, che perseguitava gli ignari viaggiatori in una provincia greca durante il caldo di mezzogiorno. Spaventava queste persone a tal punto che fuggivano in preda alla paura e al panico e Pan scompariva rapidamente come era arrivato. (Fonte: Herbig, R.: Pan, il Dio greco della capra. Tentativo di monografia. Francoforte, Vittorio Klostermann 1949)

Disturbo d'ansia generalizzato

Una caratteristica tipica del disturbo d'ansia generalizzato è che le persone che ne sono affette tendono a preoccuparsi di tutto, costantemente e per un lungo periodo di tempo. Non si tratta di preoccupazioni e riflessioni personali, ma di preoccupazioni per la famiglia, i parenti, i figli, il coniuge o il partner. Le preoccupazioni riguardano molte aree quotidiane della vita e possono sempre coinvolgere questioni diverse. Alcuni si preoccupano che possa accadere qualcosa a un parente o a un amico stretto, altri si preoccupano del loro futuro professionale e di avere difficoltà finanziarie. Le persone che ne soffrono si sentono come in trance, sono tormentate da vertigini, insicurezza, debolezza e giramenti di testa, ma anche, come nel caso dei disturbi di panico, da sintomi quali cuore accelerato, respiro corto, dolore al petto, sensazione di grumi in gola, nausea, secchezza delle fauci e/o brividi di caldo o di freddo. Queste persone non riescono a rilassarsi, sono costantemente sotto stress, nervose e tormentate dall'irrequietezza, sono in uno stato di tensione costante. Questo a sua volta porta a muscoli tesi, che alla fine iniziano a dolere.

Le persone con disturbo d'ansia generalizzato non hanno attacchi d'ansia improvvisi come nel disturbo di panico, ma sono in uno stato di ansia costante per tutto il giorno. L'ansia non è così intensa, ma dura molto più a lungo. Nella maggior parte dei casi, queste persone sono consapevoli delle loro paure esagerate, ma non riescono a controllarle o le controllano solo con difficoltà.

Inoltre, soffrono permanentemente di disturbi del

sonno, non riescono ad addormentarsi perché sono bloccati in un giroscopio mentale e devono costantemente pensare alle loro preoccupazioni. I singoli disturbi possono anche ripetersi in diverse combinazioni.

Inoltre, il disturbo d'ansia generalizzato è caratterizzato da nervosismo e irritabilità, difficoltà di concentrazione, cefalea tensiva e talvolta disturbi addominali.

Spesso questi sintomi fisici vengono interpretati male dal medico e così inizia un'odissea da un medico all'altro. In media, ci vogliono sette anni dai primi sintomi alla diagnosi corretta.

L'iperprotezione nell'infanzia e la trascuratezza dei genitori possono portare una persona a sviluppare un disturbo d'ansia generalizzato nel corso della sua vita. Anche i fattori ereditari svolgono un ruolo che non va dimenticato.

Fobia sociale

Ha paura delle persone? Ha paura di stare in loro compagnia, di comunicare con loro, di interagire con loro, di parlare davanti agli altri, di esprimersi in compagnia, di pranzare con i colleghi o persino di incontrare il sesso opposto? Sente tremori alle mani, nausea, mal di stomaco, arrossisce o deve andare in

bagno in continuazione? Ha il terrore di essere criticato, imbarazzato, giudicato negativamente o addirittura umiliato? Evita costantemente il contatto visivo? Ha una paura terribile degli esami, tanto che non riesce nemmeno a sostenerli?
Allora potrebbe essere che lei soffra di fobia sociale.

A differenza della timidezza, le persone con fobia sociale evitano completamente le situazioni in cui sono esposte al contatto umano. La loro paura di parlare o di entrare in contatto con gli estranei è così grande che possono essere in grado di superarla solo assumendo dei farmaci. Le persone con ansia sociale subiscono una riduzione significativa della loro qualità di vita.

L'ansia sociale è visibile in età precoce, di solito durante la pubertà.

Se i bambini hanno già vissuto esperienze all'asilo o alla scuola primaria che sono state socialmente stressanti per loro, se sono stati derisi, rifiutati o costantemente presi in giro dagli altri, questo può portare a inferiorità, insicurezza e grandi paure in questi bambini. Di solito, questi bambini stressati non osano più dire nulla a scuola, perché hanno sempre la sensazione che ciò che dicono sia sbagliato.
I bambini che subiscono violenza in famiglia, i cui

genitori vivono in un divorzio, che ricevono poco amore o che hanno un genitore malato di mente hanno un ulteriore rischio di sviluppare la fobia sociale. I genitori che insegnano ai figli che sono d'intralcio, che li disturbano costantemente e che non sono i benvenuti, possono sviluppare una bassa autostima. D'altra parte, i figli di genitori iperprotettivi non imparano a gestire gli errori. Per tutti i genitori con figli, a questo punto vorremmo fare riferimento alla seguente canzone: "Tutti commettono errori, nessuno è un superuomo" di Rolf Zuckowski. Ascolti questa canzone, si muova con i suoi figli e rafforzi così l'autostima di suo figlio!

Agorafobia

L'agorafobia è scatenata da determinati luoghi e situazioni. Le persone con agorafobia provano una paura panica dei luoghi pubblici o delle folle di persone. Alcuni hanno paura di andare in un mercato commerciale per timore di non riuscire a respirare. Altri non possono andare nella foresta perché sono ossessionati dal pensiero che possa accadere un evento improvviso, come un attacco di cuore, e che poi non ci sia nessuno nella foresta ad aiutarli. Queste paure portano le persone con agorafobia a sviluppare un marcato comportamento di evitamento per evitare queste situazioni che inducono paura.

Tipiche sono anche le paure come quella di sedersi in un tram, un autobus o un treno affollato, o addirittura di volare in aereo. Lì, in caso di attacco di panico, c'è la sensazione e non c'è scampo - pensano. Se questo non viene contrastato e la persona ansiosa non smette di evitarlo, si sviluppa la paura della paura, che a sua volta porta a una restrizione delle attività e a limitazioni generali nella vita quotidiana.

Secondo le statistiche, circa quattro persone su cento sviluppano l'agorafobia nel corso di un anno, con un maggior numero di donne colpite rispetto agli uomini. Intorno ai 30 anni, l'agorafobia compare in media per la prima volta.

La causa può essere un equilibrio alterato di alcuni neurotrasmettitori nel cervello, ma è possibile anche una predisposizione ereditaria.

Non è raro che le persone con agorafobia rimangano libere dall'ansia per un lungo periodo di tempo. Se evitano le situazioni o i luoghi che li spaventano e quindi non hanno un fattore scatenante per la loro paura, possono vivere completamente tranquilli per un lungo periodo di tempo. Tuttavia, non appena riprendono il controllo e vanno di nuovo 'nel bosco', la paura del panico ritorna.

La terapia consigliata in questo caso è la terapia cognitivo-comportamentale.

Fobie specifiche

Immagini di andare allo zoo, di stare nel terrario e di stupirsi di tutti gli animali che vi si agitano e che si possono scorgere tra le travi di legno - animali più grandi e un po' più piccoli, ma tutti senza zampe e con un corpo forte e muscoloso. Li vedono leccare e strisciare molto lentamente lungo il piccolo tronco. Alcuni sono sdraiati sul ramo o arrotolati intorno ad esso, altri si dimenano lungo il terreno.

Questo la spaventa? Come Nadine, che alla fine si è convinta a provare a visitare di nuovo il terrario? Nadine entra nell'edificio dello zoo con eccessiva cautela, tenendo sempre le mani davanti al viso, facendo un piccolissimo passo prima del successivo e sempre pronta a scappare. Oggi vuole essere coraggiosa, molto coraggiosa. Oggi dimostrerà a suo marito che è una donna tenace e senza paura. Oggi è il giorno in cui osa un confronto e decide di non distogliere lo sguardo e di non scappare. No, oggi non vuole scappare, oggi è coraggiosa.

I serpenti sono tutti dietro un vetro, non può succedere nulla, sì, suo marito è bravo a parlare. Non è la paura che possa accadere qualcosa, è il puro disgusto di Nadine. Già non sopporta la vista di un animale così disegnato, anche da piccola non riusciva a guardare il libro illustrato in cui il riccio mordeva il serpente. O era il contrario? Nadine non avrebbe mai più disturbato la sua memoria, perché sebbene conservasse ancora quel libro per bambini disegnato a matita nell'armadio, non lo guardò mai più. Ha sempre voluto liberarsene, ma non riesce a toccarlo. Oggi, tuttavia, è il giorno in cui Nadine vuole raccogliere tutto il suo coraggio ed entrare nel temuto terrario. Suo marito ha cercato di dissuaderla da tutte le sue paure in anticipo, Nadine era molto scettica, ma dopotutto è una donna di quasi trent'anni che è già nel pieno della vita ed è professionalmente riconosciuta e persino molto popolare. Ma oggi ha preferito lasciare il suo piccolo Paul con la nonna e il nonno, per risparmiargli le possibili urla. Per farla breve: Nadine si è coraggiosamente avvicinata al vetro del primo terrario, pezzo per pezzo, in realtà millimetro per millimetro, e ancora non vede: nulla... Improvvisamente Nadine viene colpita da uno spavento che non potrebbe essere più grande, poi un urlo, un urlo follemente forte, e Nadine corre fuori dall'edificio urlando a squarciagola e immediatamente il suo panico estremo ritorna.

Il cuore le batte forte, le pulsazioni le arrivano al

petto, trema per il disgusto. Nadine soffre di un'estrema fobia per i serpenti. Questa volta voleva riuscire a superare la sua terribile paura e, sebbene sappia che gli animali non possono farle del male, non è riuscita a tenere sotto controllo la sua paura.

La terapia cognitivo-comportamentale o la terapia del confronto possono essere d'aiuto in questo caso. Se è colpita come Nadine, non abbia paura di contattare uno psicologo. Esistono naturalmente altre fobie specifiche, come la paura dell'altezza, di volare in aereo o delle forze naturali, ad esempio l'acqua. Queste situazioni temute vengono poi evitate dalle persone colpite, anche se sanno che la loro paura è esagerata e che di solito non c'è alcun pericolo.

IPOCONDRIA - PAURA INFONDATA DELLA MALATTIA

Charlie Chaplin ne era affetto, anche Federico il Grande, Woody Allen e Thomas Mann ne erano affetti - circa l'uno per cento dei tedeschi ne è affetto, la paura infondata della malattia. Queste persone hanno una grande paura di malattie che in realtà non hanno. Interpretano in modo errato i loro sintomi, passano ore su Internet a ricercare ogni piccolo segno del loro corpo, immaginano di essere gravemente malati e sono i pazienti più accuratamente esaminati dal loro medico. Hanno costantemente bisogno della rassicurazione del medico e anche se il medico certifica che tutto va bene, il pensiero della credibilità del medico non dura a lungo. Poi l'insicurezza diventa così grande e pensano di essere molto malati e che nessuno l'abbia ancora diagnosticato. Questo porta a quello che viene chiamato "doctor hopping". Gli ipocondriaci corrono da un medico all'altro, sperando che qualcuno trovi qualcosa che li faccia sentire confermati nella loro convinzione.

D'altra parte, hanno anche paura che la loro diagnosi venga confermata. Poiché osservano e controllano costantemente il proprio corpo e sono così fissati su se stessi, ogni piccola cosa viene interpretata o fraintesa, come un mal di testa come un tumore al cervello o un disagio addominale come un cancro all'intestino. Questo è stato il caso di Theo, che ha fatto molte visite al suo medico di famiglia, con molti rinvii a specialisti. Tutto è stato esaminato, i polmoni, il cuore e il fegato, ha fatto una gastroscopia, una colonscopia, una vescicoscopia, una TAC dell'intero addome, una risonanza magnetica, ha visto un nefrologo, un internista, un chirurgo, un cardiologo e uno pneumologo - ma nessuno di questi medici ha potuto confermare il suo grave sospetto di cancro all'intestino. Nel frattempo, soffriva di forti disturbi addominali e non poteva che trattarsi di cancro. Theo in realtà si vergognava delle sue numerose visite mediche, ma era talmente convinto di essere un malato terminale che non poteva farne a meno.

Theo non era un malato, non immaginava i suoi sintomi e non li fingeva, no, sentiva davvero il dolore e il disagio ogni giorno. Aveva sviluppato un'illusione ipocondriaca che lo limitava molto e influiva enormemente sulla sua qualità di vita. Prima andava alle partite di calcio con gli amici, ora passa ore a fare ricerche sulla sua presunta malattia davanti al computer. Di conseguenza, gli amici si sono allontanati. Per trovare una via d'uscita dall'isolamento e dal circolo vizioso, il medico di famiglia gli ha consigliato di sottoporsi a psicoterapia. Theo è determinato ad approfittarne e a far sì che la sua vita sia di nuovo degna di essere vissuta senza questo costante peso psicologico.

Circa il quaranta per cento delle persone colpite soffre anche di depressione nello stesso periodo. Theo era anche sempre più tormentato dall'insonnia, non aveva stimoli e il suo umore era sempre più depresso. Questo era dovuto alla sua infanzia. Da bambino era gravemente malato e sua madre era iperprotettiva. Ha drammatizzato ancora di più la sua malattia, in modo che Theo imparasse che tutta la sua vita era segnata da una terribile malattia.

La terapia individuale con uno psicoterapeuta non è l'unico modo per superare l'ipocondria; anche la terapia di gruppo può essere utile. Per i pazienti con depressione, può essere opportuno somministrare ulteriori antidepressivi. Anche il biofeedback può essere utile. Attraverso lo schermo, i pazienti vengono informati che i sintomi possono essere normali e innocui. I pazienti dovrebbero interiorizzare questo concetto il più possibile.

CORONA - LA PAURA DI UN VIRUS

Dal 2019, quando il coronavirus è scoppiato in Cina e ha terrorizzato sempre più la Germania nel marzo/aprile 2020, la paura e il panico non potevano più essere ignorati da molte persone. Le notizie si susseguivano, ogni settimana c'erano nuove restrizioni, poi nei singoli Stati federali ancora qualche rilassamento e molte persone erano sconvolte da tutto ciò che non era ancora chiaro.

Noi esseri umani abbiamo bisogno di una certa sicurezza e l'insicurezza provoca paura. Lo si può vedere, ad esempio, nell'enorme acquisto di criceti. La popolazione è stata improvvisamente sopraffatta dal panico, si è presentata una situazione completamente nuova per molti e hanno pensato che la diffusione del coronavirus avrebbe potuto portare a carenze nell'approvvigionamento alimentare. Alcune persone hanno avvertito una tale insicurezza e sono diventate irrazionalmente paurose. E il panico può essere contagioso...

Inoltre, il problema di Corona ha avuto (o ha) una presenza così ampia in tutti i media, con continui resoconti di disastri e titoli audaci che hanno fatto salire la spirale della paura, che a sua volta ha portato alla sensazione di essere impotenti e inermi contro questo virus invisibile.

In questi tempi, è importante che le persone non si lascino turbare da queste numerose notizie e non consumino le notizie negative in modo permanente. Naturalmente è necessario informarsi, ma chi è già molto ansioso di natura non dovrebbe sottoporsi ulteriormente a questo allarmismo. In queste situazioni di vita, presti piuttosto una nuova attenzione al suo tempo libero, utilizzando il tempo disponibile in modo più consapevole e intenso, ad esempio scoprendo nuovi hobby, ricominciando a leggere o cercando di percepire nuovamente la natura con tutti i suoi profumi e odori. Ascolti la sua musica preferita, la balli e allontani i suoi pensieri dalla paura e dal panico. Anche lo sport è un buon modo per ridurre lo stress. Non è necessario che diventi un atleta agonista, anche camminare e/o passeggiare è sufficiente. Può farlo da solo o con il suo partner e forse, nel migliore dei casi, arricchirà anche la vostra coppia! Esistono anche corsi online gratuiti e sport virtuali su YouTube, a cui si può accedere in qualsiasi momento. Inoltre, si renda conto di quali cose positive può trarre da questo periodo, qualcosa che arricchirà la sua vita. Magari si impegni a diventare più grato, grato di vivere in un Paese con un elevato standard di salute, oppure sia grato per i suoi figli e la sua famiglia, grato per ogni singolo giorno di cui può godere!

MOLTI SINTOMI - UNA POSSIBILE CAUSA: LA PAURA DELLA MALATTIA

Se sta sperimentando i sintomi che ha letto e sa segretamente di soffrire di un disturbo d'ansia, non abbia paura di rivolgersi a un medico. Vada una volta in più piuttosto che troppo poco e non se ne vergogni. Molte altre persone si sentono come lei.

Ecco altri segnali o sintomi di avvertimento che potrebbero manifestarsi se lei ha paura delle malattie:

Paura molto grande di soffrire di una malattia incurabile; preoccupazione per il dolore; paura di doversi sedere su una sedia a rotelle o di diventare disabili in generale; percezione esagerata dei segnali del corpo; insicurezza; visite costanti al medico e rassicurazioni; attacchi di panico; paura di dover soffrire molto e che nessuno possa aiutare; in casi estremi, paura della morte.

Questo può manifestarsi anche con palpitazioni, vertigini, perdita di concentrazione, vampate di calore (che possono verificarsi anche durante la menopausa), esaurimento e stanchezza costante, in quanto le riserve energetiche del corpo si esauriscono a causa della tensione costante. La paura della malattia spesso colpisce anche l'apparato gastrointestinale e si manifesta con un aumento della diarrea, disturbi allo stomaco o all'addome e costipazione, a volte alternata alla diarrea.

Molte delle persone colpite sono molto consapevoli del proprio corpo, ad esempio si esaminano costantemente il seno, si informano molto intensamente sui possibili segni di malattia e vedono le descrizioni come applicabili a loro.

Tuttavia, quanto segue è molto importante: Le persone affette non sono malinconiche! Sentono davvero i sintomi.

Risultati della ricerca

Il cancro è la malattia più temuta dalla popolazione tedesca. Nessun'altra paura di malattia tormenta di più la mente della popolazione locale. In generale, la maggior parte delle persone è abbastanza soddisfatta della propria salute, vale a dire che più della metà degli intervistati in uno studio valuta il proprio stato di salute come buono, un terzo addirittura come molto buono, ma il 10 percento vede la propria condizione come scarsa o molto scarsa (2 percento). A differenza degli anziani, quelli di età inferiore ai 45 anni valutano il loro stato di salute come "piuttosto buono" o "molto buono" (studio Forsa 2019). Tuttavia, per molti il pensiero di ammalarsi di cancro è un'idea che preferirebbero scacciare rapidamente dalla loro mente.

Dal 2010 - ogni novembre - i sondaggi sulla paura della malattia dei tedeschi sono stati condotti dal rinomato Istituto Forsa per la compagnia di assicurazione sanitaria DAK-Gesundheit.

L'attuale sondaggio del 2019 si presentava così, con 2814 partecipanti al sondaggio:

Il cancro rimane la malattia più temuta dalla popolazione tedesca, indipendentemente dall'età degli intervistati. La paura dei tumori è quindi al primo posto tra tutte le malattie temute, con il 69 percento. Una persona su tre teme le malattie mentali, ossia la depressione, il burn-out e i disturbi d'ansia - questo vale per tutti i gruppi di età ed è rimasto invariato dall'inizio dell'analisi nel 2010.

Dopo il 69 percento che ha paura di contrarre un tumore maligno, il 49 percento teme la demenza o il morbo di Alzheimer, il 45 percento ha paura dell'ictus e il 43 percento degli intervistati teme gravi incidenti e lesioni durante il processo. La paura di un attacco di cuore è stata citata dal 38 percento e il 33 percento non vorrebbe mai contrarre una grave malattia agli occhi, persino la cecità. Le donne sono più timorose degli uomini, ad eccezione dell'infarto. Gli anziani temono maggiormente gli ictus e il morbo di Alzheimer, nonché la demenza, rispetto ai più giovani.

Il 21 percento non vuole contrarre una grave malattia polmonare, il 16 percento il diabete e l'11 percento teme una malattia sessualmente trasmissibile.

Inoltre, lo studio afferma che ci sono differenze nei singoli Stati federali. Secondo lo studio, la maggior parte delle persone si sente in forma nello Schleswig-Holstein (ben il 95%), seguito dal Baden-Württemberg e dalla Baviera (entrambi al 90%). Secondo lo studio, le persone in tre Stati federali non sono altrettanto soddisfatte della loro salute: Sassonia-Anhalt (80), Sassonia (83) e Turingia (85).

Nel Saarland, la paura del cancro è particolarmente diffusa, come indicato dal 79 percento degli intervistati. In Assia, invece, la maggior parte teme l'Alzheimer (55) e gli incidenti gravi (58).

Le donne sono più attente alla salute e ai doveri rispetto agli uomini, partecipano più spesso agli screening per il cancro (69 percento) e sono più aperte agli esercizi di gestione dello stress. Tra gli uomini, solo il 45 percento ha dichiarato di essersi sottoposto a cure preventive.

Ecco una panoramica ancora una volta:
Queste 10 malattie sono le più temute:

- Cancro (69 %)

- Malattia di Alzheimer/demenza (49 %)

- Ictus (45 %)

- Incidente con lesioni (43 %)

- Attacco di cuore (38 %)

- Gravi patologie oculari (33 %)

- Malattia mentale (30 %)

- Grave malattia polmonare (21 %)

- Diabete (16 %)

- Malattie sessuali come l'AIDS (11 %)

(Fonte: indagine Forsa 2019 commissionata da DAK)

Il Centro Informazioni Assicurazioni R+V si occupa anche di studi e ogni estate, da quasi 30 anni, indaga sulle "Paure dei tedeschi".

Per motivi di attualità, è in corso uno studio sulla paura di Corona in Germania a partire dall'inizio di aprile 2020, che è stato condotto dal Centro informazioni di R+V Assicurazioni e che ha dato luogo a un sondaggio speciale con 1075 cittadini.

Ai partecipanti sono state poste le seguenti quattro domande:

1.   Gli alti tassi di infezione aumentano la paura di una malattia grave?

2.   Le persone temono di più una recessione ora? (recessione economica)

3.   Quanto è grande la paura di perdere il lavoro?

4.   Come valutano i tedeschi il lavoro dei politici?

In questa sede, ci occuperemo specificamente solo della prima domanda, alla quale si può rispondere chiaramente con un sì.

Di sei punti percentuali, la paura di ammalarsi gravemente è aumentata nella crisi di Corona, per un totale del 41 percento. Non c'è una differenza notevole nelle fasce d'età. Finora, nel corso dello studio, la generazione più giovane fino ai 30 anni era significativamente più spensierata di quella più anziana. Ora, a quanto pare, molti giovani hanno capito che Covid-19 può colpire anche loro.

La paura di una malattia grave è ancora una volta significativamente più alta tra le donne in questo sondaggio speciale (46%) rispetto agli uomini, tra i quali solo il 36% ha dichiarato questo.

La lotta di Sarah con la paura

Sarah è una giovane donna di 36 anni, alta, bella da vedere, con lunghi capelli biondi e leggermente ondulati. Ha vissuto in una relazione stabile per dieci anni, finché il suo fidanzato non l'ha lasciata tre anni fa. All'epoca Sarah era in profonda crisi, era così concentrata su se stessa che in realtà un uomo non aveva posto nella sua vita. Il fidanzato di Sarah la amava, ma sempre più spesso non riusciva più a gestire la situazione, che era estremamente difficile per lui. Gli mancava l'affetto, il loro amore profondo che c'era ancora all'inizio della relazione, gli mancava l'unione, le coccole e la passione sessuale. C'erano delle conversazioni, ma Sarah le bloccava, si ritirava sempre di più nel suo intimo. Lo amava già, ma non riusciva a uscire dalla sua pelle, non riusciva a coinvolgersi con nessun altro in quel momento - Sarah vedeva solo se stessa. Prestava attenzione a ogni piccolo segno del suo corpo, in realtà così attraente. Notava ogni piccolo cambiamento in se stessa. Rimase davanti allo specchio per ore, non per guardare la sua bellezza, no, si morse in uno stato che non aveva mai creduto di poter sperimentare. Sarah era malata, molto malata...

Nel frattempo, tutto è iniziato in modo così innocuo... Sarah è cresciuta come figlia unica nella casa dei suoi genitori; suo padre era un ingegnere in una grande azienda, sua madre era una segretaria esecutiva presso un fornitore di energia. Riceveva tutta l'attenzione dei suoi genitori, che avevano poco tempo ma molto amore per la figlia. In senso stretto, questo significava: suo padre dava a Sarah molte attenzioni fisiche sotto forma di abbracci affettuosi; la madre di Sarah, invece, mostrava il suo amore più attraverso ricche disposizioni culinarie, cucinava, sfrigolava e cuoceva con devozione.

Anche la madre era mentalmente instabile, molto ansiosa, malata di tanto in tanto, era la più severa delle due, ma amava comunque la figlia a modo suo.

Quindi Sarah ha sperimentato meno abbracci amorevoli e sinceri da parte di sua madre, poche carezze e calore. Inconsciamente ha sempre percepito la timidezza di sua madre. Sua madre non voleva vacanze in altri Paesi, dove si poteva arrivare solo in aereo, si preoccupava eccessivamente se Sarah tornava a casa un po' in ritardo, e inconsciamente trasferiva le proprie paure alla figlia. All'inizio Sarah non si accorse di nulla di tutto questo. I genitori si sono separati quando Sarah ha compiuto 18 anni. Così ha vissuto un'infanzia segnata da un lato dall'amore sincero del padre, ma dall'altro dalla freddezza inconsciamente vissuta della madre timorosa.

Per il fidanzato di Sarah era sempre più difficile da affrontare, vedeva Sarah soffrire sempre di più, ritirarsi, non prestargli più attenzione. La amava ancora, ma non poteva più convivere con il comportamento di Sarah, per cui alla fine la separazione fu inevitabile per lui. In questa crisi, Sarah è caduta in un baratro così profondo che ha ritrovato la strada per una vita più felice solo grazie all'aiuto di un professionista.

Ma come si è manifestata la condizione di Sarah?

IL DIAVOLO IN LEI

Sarah si metteva davanti allo specchio ogni mattina. Prima per 10 minuti, poi per mezz'ora, poi per 2 ore. Il suo corpo tremava, il suo cuore batteva forte, il suo polso batteva così forte che era scioccata ancora e ancora: "Sto per avere un infarto, sto per cadere, nessuno mi aiuta, non c'è nessuno, sono tutta sola qui, sto per morire...". In questi momenti, che erano così terribili per lei, Sarah aveva solo questi pensieri orribili. Era così minacciosa per lei che urlava in questi momenti. Sarah non aveva più forza, il suo corpo si sollevava, il polso correva ancora più veloce, all'infinito... Il corpo di Sarah si ribellava. Continuava ad avere il panico che tutto sarebbe finito proprio ora, che sarebbe morta, proprio ora. Gli attacchi di panico si ripresentavano continuamente. Per Sarah, fu un'esperienza terrificante. Una volta vissuta, la paura ora ruotava intorno alla necessità di non viverla di nuovo. Iniziò un circolo vizioso.

Ancora una volta, Sarah afferrò il telefono nel panico e compose il numero di emergenza. Ogni volta tremava tutta, gridava freneticamente che stava avendo un attacco di cuore, che stava morendo, che non riusciva a respirare, e poi il cellulare di solito le cadeva di mano... Pochi minuti dopo arrivò il medico di emergenza, le fece un ECG al cuore, le misurò il polso e la portò in ospedale per precauzione. Sarah era sicura ogni volta che doveva essere davvero grave - dopo tutto, altrimenti l'ambulanza non sarebbe corsa in ospedale con le luci blu. Al pronto soccorso, dopo aver fatto tutti gli esami necessari, questa volta un medico molto lucido e premuroso le ha spiegato che non c'era nulla di fisicamente sbagliato in lei, ma che si era lasciata trasportare così tanto che i sintomi sembravano effettivamente un attacco di cuore, ma che poteva stare tranquilla che il suo cuore era a posto. Questo rassicurò Sarah per il momento e quando fu dimessa, poté credere al medico per un breve periodo, ma quando si trovò di nuovo davanti allo specchio, qualche giorno dopo, al mattino, il destino fece di nuovo il suo corso.

Sarah non riusciva a smettere di guardarsi allo specchio, di osservare da vicino il suo corpo, e così, giorni dopo, Sarah si mise di nuovo davanti allo specchio, guardandosi da tutti i lati, e poi lo scoprì: un neo che non aveva mai visto prima. Ha iniziato subito a cercare su Internet l'aspetto di un neo 'normale'. Oh no, questa piccola macchia marrone era irregolare e un po' sfrangiata, almeno così le appariva, oh non può

essere - cancro della pelle, sì, ho un cancro della pelle!
Di nuovo un demone iniziò a diffondersi dentro Sarah, un demone che le stava portando via la mente. Il suo cuore iniziò a battere più velocemente, le mancò il respiro, le vennero le vertigini, un altro attacco di panico si stava preparando. Tutto le girava in testa. "Ho qualcosa che non va nel mio cuore e ho anche un cancro alla pelle". La giostra mentale non si fermava, le vertigini non si fermavano, Sarah compose il numero di emergenza...

È successo tre anni fa.

ACCETTAZIONE

Questa volta, un giovane assistente medico ha fatto la stessa dichiarazione dell'ultima volta, ossia che il cuore di Sarah era sano e che avrebbe dovuto rivolgersi a un dermatologo per far esaminare il neo. Sarah chiamò il dermatologo lo stesso giorno e ottenne un appuntamento la stessa settimana, grazie al panico espresso, che provocò un nuovo panico nella sua mente. "Se l'appuntamento è così rapido, allora il neo deve essere particolarmente pericoloso!". La mente di Sarah è impazzita ancora di più e ora era costantemente davanti allo specchio anche durante il giorno, guardandosi ancora più da vicino. Guardava costantemente il neo, prendendo persino una lente d'ingrandimento. L'ansia di Sarah aumentava a dismisura ogni volta. Si diffondevano palpitazioni, vertigini e un'alternanza di brividi caldi e freddi.

"Ho un cancro alla pelle, un cancro alla pelle, un cancro alla pelle, sì, deve essere così, altrimenti avrei avuto un appuntamento tra un quarto d'anno!". I tre giorni che mancavano all'appuntamento con il dermatologo sono stati un inferno per Sarah. Sarah non riusciva più a concentrarsi sul suo lavoro di artista freelance. Nel frattempo, aveva tante cose da preparare per la prossima mostra al museo... "Ma che senso ha tutto questo, con il cancro alla pelle la mia vita finirà comunque presto...". La paura nella testa di Sarah cresceva, cresceva e cresceva... e non le lasciava più un minuto di tranquillità. Sarah tremava costantemente, non riusciva a dormire le ultime notti prima dell'appuntamento, si agitava e si rigirava di notte, i suoi pensieri ruotavano intorno al neo che le faceva così male, alla sua intera vita, alla sua relazione, era ancora una relazione (?), era sudata al mattino e inzuppata di sudore la sera....

Il medico, che osservava con calma il suo neo e lo esaminava da vicino con una lente d'ingrandimento, parlava in modo molto rassicurante e gentile a Sarah, che parlava in modo quasi isterico con il medico, ma lui rimaneva calmo, scuoteva la testa e riusciva a frenare un po' la terribile paura di Sarah. Il neo non sembrava allarmante, era una piccola macchia normale che non sembrava allarmante al momento e avrebbe avuto bisogno di cure mediche solo se fosse cambiato davvero.

Ma ciò che il medico rassicurante ha detto a Sarah le è sembrato del tutto strano all'inizio: dovrebbe parlare con il suo medico di famiglia e, se necessario, consultare uno psicologo. Con uno psicologo? Sarah non ci credeva...

Alcuni giorni dopo, Sarah ha interiorizzato le parole del medico. Per la prima volta si è resa conto da sola che c'era qualcosa che non andava in lei e, dopo aver riflettuto a lungo e fatto ricerche su Internet, ha capito e compreso: è malata. È ipocondriaca, il suo panico supera di molte volte la portata della normalità. No, non immaginava le sue vertigini, anche il polso che le batteva fino al collo era reale, eppure ha accettato ciò che non aveva fatto prima: si è accettata con tutta la sua sofferenza e ha accettato le parole del medico.

LA SUA STRADA PER TORNARE
ALLA NORMALITÀ

Sarah raccolse tutto il suo coraggio e fissò un appuntamento con il suo medico di famiglia. La sua eccitazione era incontenibile, le mani sudate e fredde a turno, la fronte bollente, tremava dappertutto mentre entrava in ambulatorio. Era così eccitata che ha dimenticato il suo nome. Nella sala d'attesa, l'eccitazione è aumentata ancora di più, ma quando Sarah ha capito che era qui per ricevere aiuto, è riuscita a calmarsi almeno un po'. Questa rassicurazione è poi aumentata sempre di più attraverso la conversazione di fiducia con il medico.

Prima di tutto, va detto che è anche possibile consultare uno specialista in psichiatria. Il medico di famiglia può anche indirizzare a questo specialista.

Naturalmente, Sarah all'inizio non osava parlare del suo problema, ma quando notò che il medico la guardava in modo amichevole e sorrideva leggermente, e poiché sapeva interiormente che la sua vita non poteva continuare così, Sarah superò la sua vergogna, raccolse tutto il suo coraggio e disse in lacrime al medico: "Ho molta paura della malattia! In quel momento una pietra cadde dal cuore di Sarah, tremò, ma non seguì alcun attacco di panico. Vedendo immediatamente la serietà delle affermazioni di Sarah, il medico le fece capire in modo amichevole e deciso che non era sola con il suo problema, che non doveva vergognarsene e che c'era un aiuto per Sarah. Le parole del medico hanno lasciato una traccia di speranza e Sarah ha capito sempre di più che ora spettava a lei seguire questo percorso che le era stato indicato e rivolgersi a uno psicoterapeuta per una terapia cognitivo-comportamentale. Nel farlo, il suo medico non le ha nascosto che ci sono lunghi tempi di attesa per gli appuntamenti e le ha consigliato di richiedere immediatamente un elenco di terapeuti alla compagnia di assicurazione sanitaria e di contattare diversi terapeuti. Ogni terapeuta ha le cosiddette sessioni di prova, durante le quali paziente e terapeuta si conoscono e decidono se la relazione terapeutica è possibile per loro. Inoltre, queste sedute, che dal 2017 sono un minimo di due e un massimo di quattro, chiariscono quale terapia sembra più adatta, e naturalmente viene effettuata anche una diagnosi dettagliata.

Il medico di Sarah l'ha resa consapevole del fatto che deve rivolgersi al suo medico con urgenza se si trova in uno stato così grave da non riuscire più a strutturare la sua giornata, cadere in una profonda depressione o addirittura pensare al suicidio. In tal caso, il ricovero in un ospedale psichiatrico sarebbe urgente e rappresenta un aiuto immediato. Con tutte queste parole e possibilità indicate dal suo medico e con ancora in mano il rinvio a uno psicoterapeuta, Sarah ha lasciato lo studio. All'inizio era un po' sopraffatta da tutto quello che le era stato detto, ma ora Sarah era abbastanza perspicace da seguire le parole del suo medico, mettere tutto in moto e già tre settimane dopo aveva un appuntamento con uno psicoterapeuta per una consultazione preliminare.

Dopo due sedute, era chiaro a Sarah che la chimica tra lei e il terapeuta era giusta, che poteva aprirsi con lui e che era pronta a rispondere a tutte le sue domande esaurienti sulla sua situazione di vita, sulle specificità del suo sviluppo personale, compreso lo sviluppo scolastico e professionale, al fine di gettare le basi per una terapia di successo.

Sarah si sentiva sempre meglio dopo ogni seduta di terapia e capiva sempre di più che la sua paura della malattia aveva radici nell'infanzia. Con l'aiuto del terapeuta, in una sessione di terapia cognitivo-comportamentale ha elaborato il suo rapporto con la madre, in particolare, e ha sciolto i vecchi schemi comportamentali. Questo ha dato a Sarah una nuova prospettiva e l'ha liberata gradualmente dalle sue terribili paure. Ha persino imparato a fidarsi di nuovo del suo specchio. Poteva accettarsi, guardarsi allo specchio presto, esaminare brevemente il neo, notare che non era cambiato, non farne un dramma e guardare avanti alla sua giornata.

La vita può essere così bella, dopotutto.

Sempre più libera dalla paura di malattie terribili, Sarah è anche di nuovo pronta per un nuovo amore, per un partner che la accetti così com'è, con cui possa diventare felice. La sua ritrovata fiducia in se stessa la incoraggia a farlo. Sarah ha anche scoperto un nuovo hobby per se stessa, completamente gratuito e molto efficace, come ha scoperto sempre di più: camminare nella splendida natura. Lo fa almeno tre volte alla settimana, ha programmato dei giorni fissi per farlo e ora non deve più forzarsi a farlo. Ne sente un vero desiderio, perché ha notato che la sua testa è molto più libera dopo aver camminato, si sente bene e ha anche un effetto molto positivo sulla qualità del suo sonno. I suoi pensieri sono diminuiti, non si rigira più nel letto per ore, il che a sua volta le dà freschezza ed equilibrio per il giorno successivo - che bell'effetto collaterale, e così il circolo vizioso si è spezzato!

Naturalmente, ci sono anche giorni in cui i pensieri di Sarah vagano e si bloccano in vecchi tempi passati, ma Sarah ha imparato e interiorizzato approcci terapeutici con cui può allontanare i suoi pensieri e cambiarli in meglio. Tra poco scoprirà esattamente come.

Esercizi per l'attuazione immediata

Ogni crisi nella sua vita, o in particolare anche la sensazione di impotenza dovuta all'eccessiva paura, porta con sé incredibili opportunità. Riconosca i suoi problemi e li usi come svolta nella sua vita! Affronti la sua paura! Dica basta al suo stato attuale e utilizzi le seguenti possibilità per uscire dalla sua paura:

Aiuto medico / psicoterapia o terapia cognitivo-comportamentale

Vada da un medico! Può recarsi dal suo medico di famiglia o da uno psichiatra/psicoterapeuta e affrontare lì le sue paure. Prima è, meglio è! In questo modo potrà evitare che l'ansia si manifesti nella sua vita. Dopo tutto, lei vuole vivere una vita felice e non lasciare che le paure dominino la sua vita! In ogni caso, si rivolga a un medico e sia pronto per una terapia! Può scegliere tra terapie individuali e di gruppo, e il medico la consiglierà. Anche le paure sono facilmente trattabili. Nel caso delle fobie, ad esempio, si può applicare la terapia del confronto, ad esempio se ha la fobia dei ragni, il modo più rapido per curarla è lasciare che le bestiole striscianti le passino sul braccio. All'inizio può sembrare assurdo, ma è coronato da successo, anche se al momento non riesce a immaginarlo e le vengono i brividi. All'inizio, potrà solo immaginare un ragno sul braccio, sopportando mentalmente questo evento e arrivando solo successivamente alla situazione reale. In dettaglio, il terapeuta troverà il modo migliore con lei! Riconoscere la sua paura e stare dalla sua parte e da quella di se stesso! Noi esseri umani tendiamo sempre a voler "far sparire tutto" o "liberarci" rapidamente, ma se ci rendiamo conto che la nostra paura è semplicemente una parte di noi e appartiene alla nostra personalità, se impariamo ad accettarla, allora non ci dominerà più così tanto.

Accettazione della sua paura
Non giudichi se stesso e la sua sensazione di paura! Accetti ciò che è!

Lei ha creato il sentimento della paura nella sua vita, una volta che lei stesso ha creato il sentimento della paura. Quando la paura sorge in lei, la percepisca consapevolmente, la accetti come un sentimento amorevole, dica SÌ a se stesso, dica SÌ alla sua paura:

"Sì, tu, mia paura, puoi stare con me ora, sei una parte di me in questo momento, non ti sto mandando via, ti accetto! Ti ho creato e ti accetto come mio sentimento".

Chiuda gli occhi e senta da vicino la sua paura quando cercherà di fare di nuovo la sua malizia in lei. Si solleverà dentro di lei e cercherà di dominare il suo corpo, ma passerà anche se semplicemente la accetterà e la abbraccerà come un amico. L'accettazione significa amore e l'amore è la chiave per un'esistenza e una vita felice e soddisfacente.

L'auto-accettazione è la cosa migliore che possa fare per se stessa, perché dopo tutto, lei è la persona più importante della sua vita! Quindi, si prenda cura dei suoi sentimenti di paura, sia radicalmente onesto con se stesso e la sua paura si ridurrà se lo permetterà e adotterà un atteggiamento amorevole nei suoi confronti. È così che la sensazione di paura può essere trasformata, perché ogni sensazione negativa nasce solo quando viene giudicata negativamente.

Farmaci o combinazione con terapia comportamentale

Se ha bisogno di farmaci per sostenere l'ansia, ne parli anche con il suo medico.

Esistono i cosiddetti inibitori selettivi della ricaptazione della serotonina (SSRI), utilizzati per molti disturbi psichiatrici. La serotonina si trova nel nostro sistema nervoso ed è anche chiamata "ormone della felicità". Si tratta di un cosiddetto neurotrasmettitore che influenza diversi processi dell'organismo, tra cui le emozioni, il sistema di ricompensa centrale e anche l'umore e l'impulso. Pertanto, la somministrazione di ulteriori psicofarmaci può essere utile, in quanto la carenza di serotonina è associata a umore depresso e ansia.

Se non le piace assumere farmaci, sono disponibili non solo agenti chemioterapici, ma anche alternative a base di erbe, ad esempio sotto forma di dosi elevate di erba di San Giovanni.

Tuttavia, poiché non esistono studi sulla durata dell'effetto dopo la fine della terapia, dovrebbe discutere con molta attenzione la possibilità di assumere farmaci con il suo medico e considerarli comunque per il caso acuto attuale o per la stabilizzazione, oppure utilizzarli come integrazione alla terapia comportamentale.

Sport / esercizio all'aperto - il potere curativo delle passeggiate

Non deve diventare un corridore veloce, non deve completare una maratona, ma fare esercizio all'aria aperta è un buon modo per schiarirsi le idee e sentirsi semplicemente bene. L'esercizio fisico rilascia gli ormoni della felicità, previene molti disturbi fisici, allevia lo stress, rilascia endorfine che portano a sentimenti di felicità e riduce l'ansia. Il suo benessere la ringrazierà!

Inizi con brevi passeggiate, se possibile quotidiane, anche con tempo freddo e umido. Questo aumenterà anche la sua resistenza e la farà sentire più sana in generale. Può anche alleviare la tensione interiore, l'aggressività e la frustrazione. Inoltre, rafforzerà la sua autostima e sarà meno incline alla depressione e all'ansia. Si motivi: "Oggi posso farcela". Porti un amico con sé per una passeggiata; la motivazione è ancora più alta in coppia.

Chieda alla sua assicurazione sanitaria per maggiori informazioni! Ci sono molti corsi sportivi diversi che vengono offerti e sovvenzionati dalle compagnie di assicurazione sanitaria. Può anche incontrare persone che la pensano allo stesso modo. Scelga un tipo di sport che le piaccia e che le dia un senso di piacere. Per le persone il cui elemento non è l'acqua, il nuoto o il kite surf non sono la cosa giusta. Le persone che odiano il jogging potrebbero apprezzare l'escursionismo. Se prova, troverà la cosa giusta per sé.

Il Qigong è un esempio per i principianti. Questa forma cinese di concentrazione e movimento, che equivale anche alla meditazione, attiva le energie del corpo e ne migliora il flusso. Il Qigong serve a rilassarsi e allo stesso tempo porta a una migliore sensazione del corpo, ha un effetto regolatore sull'intero sistema nervoso, affina la consapevolezza di sé e influenza positivamente le emozioni e il nostro intero stato d'animo. Non esiti a informarsi!

Forse la aiuterà a decidere di non utilizzare l'auto tutti i giorni in futuro, ma di attivare nuovamente la bicicletta, iniziando con brevi distanze, magari solo per piccoli acquisti. Le piacerà quando sarà diventato un rituale.

Gratitudine

La gratitudine è un ottimo strumento per una vita appagata e felice. Non deve dire o pensare a grandi frasi di gratitudine. Sia grato per la sua esistenza oggi! Ogni giorno è un dono, si renda conto che è un grande dono che le sia permesso di essere al mondo, che viva in pace, che abbia abbastanza da mangiare. Ogni sera, prima di andare a dormire, dica a se stesso tre frasi: "Oggi sono stato grato per...".

La cosa migliore è interiorizzare la gratitudine e lasciare che diventi un rituale fisso e parte della sua giornata o serata, acquistando un piccolo libretto di gratitudine e formulando tre frasi al giorno su ciò per cui è stato grato oggi. Non si tratta di cose importanti o di modi di pensare complicati, è sufficiente apprezzare una farfalla. "Sono grato di aver visto questa bellissima farfalla oggi". Oppure assapori consapevolmente la sua tazza di tè, si concentri sul gusto e dica: "Sono grato per questo tè piacevole". Se lo fa ogni giorno, la sua vita cambierà positivamente. Non accadrà da un giorno all'altro, quindi continui a farlo e lo faccia!

Nessun pensiero di disastro!

Rimanga nel qui e ora! Osservi ciò che c'è realmente nel momento. Sia consapevole dei suoni e degli odori, si concentri su ciò che sta facendo o vedendo in questo momento! Bandisca i pensieri negativi di ieri, di domani o di dopodomani, rimanga nell'oggi e nel momento presente. Non pensi a ciò che è stato negativo ieri, alle cose negative che potrebbero accadere domani e alla catastrofe che la attende dopodomani. Può farlo dicendo immediatamente stop a se stesso, smettendo di pensare al pensiero e guardandosi intorno e osservando ciò che la circonda in questo momento. Si renda immediatamente conto che sono solo pensieri che le passano per la testa e non creda a tutti i suoi pensieri.

Dica a se stesso: "È solo un pensiero".
Può ancora mettere in discussione il suo pensiero: "Il mio pensiero è davvero vero?", "Posso davvero essere sicuro che questo pensiero sia vero?".

Questo la condurrà rapidamente a un'affermazione chiara. Non sa se il suo pensiero, o anche il suo pensiero catastrofico, si avvererà davvero. Pertanto, interrompa subito il pensiero negativo!

Concentri la sua attenzione sul respiro!

Si metta comodo, può essere una poltrona, il divano, un accogliente lettino o un bel posto in giardino, sulla panchina del parco o ovunque si senta a suo agio. Senta il suo respiro!

Inspiri lentamente e consapevolmente, trattenga il respiro per un momento ed espiri altrettanto consapevolmente e lentamente. Ripeta questo esercizio più volte. Potrebbe essere utile il cosiddetto metodo 4-7-8, che può utilizzare se sente un attacco di panico in arrivo o se la paura è molto forte.

In questa tecnica di respirazione si inspira lentamente per 4 secondi, si trattiene il respiro per 7 secondi e si espira nuovamente per 8 secondi. L'espirazione può essere silenziosa e rumorosa. Questo regola la pressione sanguigna e calma il sistema nervoso. Ripeta questo esercizio per circa 4 volte. Se utilizza questo esercizio quotidianamente, potrà immediatamente tenere sotto controllo il suo corpo e calmarsi quando l'ansia aumenta.

Tuttavia, può anche provare un metodo di conteggio diverso:

Conti da 1 a 10 mentre inspira, poi fino a 5 quando fa una pausa per respirare, e all'indietro da 10 a 1 quando espira. Abbini questo esercizio a un'immagine nella sua mente: pensi, ad esempio, a una farfalla che si posa su un cespuglio, rimane seduta e poi vola via di nuovo. Oppure al mare e alle onde che si infrango-no lentamente sulla spiaggia e poi scompaiono di nuovo nel mare. Non ci sono limiti alla sua immagi-nazione.

Amore per se stessi e fiducia in se stessi

Si prenda del tempo per sé e faccia qualcosa di buono per sé ogni giorno. Si ponga la domanda: "Di cosa ho bisogno oggi per sentirmi bene e avere una buona giornata?", perché lei è la persona più importante della sua vita.

Si accetti con tutte le sue debolezze e i suoi difetti, perché questi sono umani e le appartengono. Lei è prezioso e giusto come essere umano, anche quando è ansioso. Anche lei merita una bella vita!

Credi in te stesso e nella tua energia e sii gentile con te stesso. Decida cosa permettere agli altri di fare e quali sono i suoi confini.

Smetta di piagnucolare e di lamentarsi! La vita presenta ogni giorno nuove sfide per ognuno di noi, presenta pericoli ogni giorno, ma anche molte nuove opportunità. Cerchi di riconoscerle e di accoglierle come qualcosa di positivo. Si assicuri anche di avere un ambiente positivo e di non circondarsi di persone negative.

Definire i pensieri positivi, ad esempio "Sto bene

così come sono" o "Merito la felicità".

Pensi al futuro. Cosa vuole ancora realizzare nella sua vita? Vuole continuare con la sua attuale carriera o è arrivato il momento di cambiare? Sia coraggioso nel consentire pensieri di cambiamento. Forse non è mai stato veramente felice nel suo lavoro, nella sua relazione, eccetera? Non si sottragga ai suoi pensieri, ma li accolga e cerchi di capire come vuole che sia la sua vita nei prossimi anni.

Formuli chiaramente i suoi piani e i suoi obiettivi!

Chiarisca a se stesso il significato della sua vita in modo positivo.

Si conceda anche del tempo da solo! Si prenda del tempo nella sua vita quotidiana e si conceda delle pause e dei bei momenti. Si goda la vista di prati, alberi, ruscelli, fiori, montagne e acqua da solo. Annusi i fiori sul ciglio della strada e sia consapevole delle tante piccole cose e dei momenti belli.

Tecniche di rilassamento

Impari le tecniche di rilassamento come il Rilassamento Muscolare Progressivo secondo Jacobsen, noto in breve come PMR, o il training autogeno. Sperimenterà uno stato di rilassamento fisico e mentale che porterà a una riduzione della tensione emotiva. La sua assicurazione sanitaria può informarla sui corsi. Può anche chiedere negli studi sportivi, e anche i fisioterapisti offrono corsi. Può anche richiedere la riabilitazione psicosomatica. Può chiedere informazioni al suo ente previdenziale.

Bagno nella foresta

Il bagno nella foresta è anche un ottimo rimedio per l'ansia e la tensione.

Tragga la sua forza dalla natura e usi la natura per il suo benessere e contro le sue paure. Durante i bagni nella foresta o le passeggiate consapevoli nella foresta, è molto vicino alla natura, può respirare liberamente e sentirsi non osservato. Può ascoltare gli uccelli, osservare i piccoli insetti e sentire l'odore del muschio. La pace e l'armonia della foresta riducono gli ormoni dello stress e il verde delle piante ha un effetto calmante sui nervi. Nella foresta può ritrovare completamente se stesso, può tornare bambino. Cerchi piccoli fiori, intrecci una ghirlanda, soffi nei fili d'erba ed emetta suoni, proprio come quando era bambino! Salti, balzi, gioisca consapevolmente, ma faccia anche delle pause nella foresta, ancora e ancora, senta l'aria pulita, apra i suoi sensi e percepisca semplicemente! Sia consapevole! Cammini a piedi nudi e senta le irregolarità, i diversi materiali sul ter-

reno, il calore o il fresco del muschio, le radici... Senta
se stesso!

Conclusione

Tutti noi esseri umani abbiamo paura. Alcuni di noi hanno una paura del pericolo reale, cioè una paura che li tiene in vita e li protegge, mentre altri hanno una paura infondata, non utile e patologica, che li blocca e li squilibra e li fa vivere.

In ogni paura, e in particolare in ogni paura della malattia, c'è anche un'opportunità. Riconoscere questa opportunità significa scoprire ciò che finora non vede nella sua vita, ciò che non vuole ammettere. Ogni paura ci mostra onestamente la nostra condizione, ha un significato profondo e allo stesso tempo un compito. È importante riconoscerlo. La persona malata e ansiosa non è una vittima innocente, ma anche un colpevole. I suoi sintomi di paura della malattia si manifestano fisicamente, ma sono conflitti psicologici che devono essere smascherati come problemi della persona.

La domanda sorge spontanea: come può essere in salute se soffre di ansia che rende difficile la sua giornata, che le rende impossibile vivere una vita spensierata in questo momento?

In questo caso è fondamentale cercare un aiuto professionale sotto forma di psicoterapia o terapia comportamentale e non concentrarsi su tutti i piccoli sintomi che sembrano abitare nel corpo come fantasmi, ma vivere nel qui e ora, notare la bellezza della natura, ricevere l'amore della famiglia e provare ogni giorno un grande senso di gratitudine ed essere consapevoli. È difficile e faticoso, ma ne vale la pena per ritrovare se stessi. Si tratta di un processo di durata e non avviene da un giorno all'altro, ma continui a farlo, per la sua salute, per la sua felicità nella vita, per la contentezza e il benessere.

Quando si ha un problema, si desidera eliminarlo il più rapidamente possibile. Ma nella vita non funziona così semplicemente. Tutto richiede tempo. Questo, a sua volta, vale la pena di investirlo. È un investimento per lei! Anche se riconoscere di avere un disturbo d'ansia è un processo lungo, è estremamente utile fare i conti con se stessi, con la propria vita e con la propria storia di ansia, per uscire dal problema rafforzati e pieni di vita.

Quindi: affronti la sua paura! Impari le tecniche di rilassamento e la mindfulness! Nessuno deve vergognarsi della propria ansia. Cerchi un aiuto professionale sotto forma di psicoterapia e si liberi dei vecchi pregiudizi secondo i quali la psicoterapia è un metodo per trattare i disturbati mentali. Per un numero sempre maggiore di persone, la psicoterapia per i disturbi d'ansia è uno strumento molto utile e uno dei metodi migliori per sperimentare la consapevolezza, conoscere meglio se stessi e comprendere se stessi con tutti i propri comportamenti, aprendo così la strada a una maggiore fiducia in se stessi e all'amore per se stessi. Non deve esagerare con le sue aspettative, ma ne vale la pena in ogni caso, anche se il percorso è duro e accidentato.

Vincerà la sua paura!

Ne vale la pena per vivere una vita senza paure e senza preoccupazioni!

Può farcela!

Tutto l'amore!